AF318284

MÉTALLURGIE DENTAIRE PRATIQUE

DE

THOMAS FLETCHER F. C. S.

TRADUCTION DE

G. DARIN

———— ⊖ ————

C. ASH ET FILS

A Londres, 6, 7, 8 et 9, Broad Street, Golden Square

SUCCURSALES :

PARIS, 22, RUE DR 4 SEPTEMBRE	COPENHAGUE, 3, BOLDHUSGADE
BERLIN, 30, KARLSTRASSE	PÉTERSBOURG, 19, PETITE MORSKOY
HAMBOURG, 62, 63, GANSEMARKT	LIVERPOOL, 83 MOUNT PLEASANT
VIENNE, 5, JUDENS PLATZ	MANCHESTER, 82, GROVENOOR STREET

OR EN FEUILLE

MOU NON COHÉSIF

Préparé par C. ASH et FILS

Au grand choix de différentes préparations d'or que la maison C. ASH et FILS fabriquait déjà, vient s'ajouter, après des essais considérables, une nouvelle qualité d'**Or en feuilles mou et non cohésif**, qui permet d'obtenir facilement une obturation parfaitement compacte en évitant l'inconvénient de l'or adhésif, bien plus dur et toujours difficile à condenser.

Un autre avantage de cet **or non cohésif**, c'est qu'on peut, en le chauffant légèrement à la lampe à alcool, le rendre cohésif, s'il en est besoin, et avoir ainsi à sa disposition un or **cohésif** ou **non cohésif** à volonté.

Prix : 21 fr. le cahier.

Or mou non cohésif. Nᵒˢ 4, 5, 6, 8.	L'once.	165 fr.	Le cahier.	21	»
Or adhésif. Nᵒˢ 4, 5, 6, 8. . . .	—	165 »	—	21	»
Or mou ordinaire. Nᵒˢ 4, 5, 6, 8.	—	165 »	—	21	»
Or neutralisé. Nᵒˢ 5, 8, 12. . . .	—	152 »	—	19	»

Les numéros 4, 5, 6, 8 et 12 servent à désigner l'épaisseur des feuilles d'or et indiquent le nombre de grains que pèse chaque feuille.

Or ordinaire (préparé suivant l'ancienne méthode).

—	Nᵒ 1 épais (12 grains).	L'once.	136 fr.	Le cahier.	17	»
—	» 2 moyen (8 grains)	—	152 »	—	19	»
—	» 2 mince (5 grains).	—	160 »	—	20	»
Or épais. Nᵒˢ 20 et 40, adhésif et non adhésif.		165 »	—	21	»

On peut faire sur commande de l'or de toute autre épaisseur.

Or en cylindres. Cylindres A (ordinaires). Nᵒˢ 1, 2, 3, 4.	L'once.	180	»
— — —	—	La boîte.	22 50
— Cylindres B (plus serrés).	—	L'once.	180	»
— — —	—	La boîte.	22 50
Or en blocs. Adhésifs ou non adhésifs. Nᵒˢ 1, 2, 3, 4.	L'once.	180	»
— — —	—	La boîte.	22 50
— Circulaires.	L'once.	180 fr.	La boîte.	22 50

Les numéros représentent les dimensions, le numéro 4 étant la plus grande. Chaque numéro se livre en boîte contenant 1|8 d'once.

Or de préparation américaine

Or d'Abbey et de White. Or en feuille adhésif ou non adhésif.

Nᵒˢ 4, 5, 6, 8.	L'once.	180 fr.	Le cahier.	22 50

Or de Watts, de Williams et de Pack.

Or en éponge, cylindres et blocs.	L'once.	180 fr.	La boîte	22 50

MÉTALLURGIE DENTAIRE PRATIQUE

DE FLETCHER

TRADUCTION DU Dr DARIN

TOURS

IMPRIMERIE PAUL BOUSREZ

5, RUE DE LUCÉ, 5

MÉTALLURGIE DENTAIRE PRATIQUE

DE FLETCHER

EXPLICATION DES TERMES EMPLOYÉS.

Toutes les températures sont données en degrés centigrades. Pour ceux de nos lecteurs qui ne sont pas très-versés dans les connaissances chimiques, nous croyons utile d'ajouter les explications suivantes :

POIDS ATOMIQUES.

Loi des équivalents.

Les corps se combinent entre eux en *quantités constantes et invariables ;* c'est sur ce simple énoncé que repose la loi des équivalents. Le mot d'équivalent suppose nécessairement l'existence d'un composé ; ainsi l'expérience directe apprend que 100 parties d'oxygène (en poids) exigent exactement 1294 parties de plomb (en poids) pour former un composé appelé protoxyde de plomb. Cette même quantité de plomb se combinera avec 201, 165 parties de soufre pour produire un sulfure de plomb. Les quantités (en poids) 100 d'oxygène, 201, 165 de soufre, 442, 650 de chlore, etc., sont appelées quantités équivalentes. Lorsque, dans un composé quelconque, la quantité d'oxygène qui y entre est représentée par 100, la quantité du soufre le sera par 201, 165, celle du chlore par 442, 650 ; en un mot, toutes ces quantités peuvent se substituer rigoureusement les unes aux autres, *elles s'équivalent.*

Quand deux corps simples sont susceptibles de s'unir en diverses proportions, ces proportions sont constamment le produit de la multiplication par 1, 2, 3, 4, etc., de la quantité d'un des corps, la quantité de l'autre restant toujours la même; en d'autres termes, *une* molécule d'un de ces corps se combinera avec 1, 2, 3, 4 molécules de l'autre corps.

EAU DE CRISTALLISATION.

Le poids de tout sel ou de toute combinaison quelconque d'un métal ne donne pas toujours simplement les proportions des éléments du composé, parce qu'il renferme souvent de l'eau en combinaison. Cette eau, dite de cristallisation, est toujours la même pour le même composé.

Toutefois sa quantité varie suivant la température à laquelle le corps a été cristallisé.

CHALEUR SPÉCIFIQUE.

L'expérience a appris qu'il faut aux diverses substances des quantités de chaleur très-différentes pour élever leur température d'un nombre de degrés égal. Ne pouvant mesurer la quantité *absolue* de chaleur qu'absorbe un corps lorsqu'il s'échauffe d'un certain nombre de degrés, on a dû se borner à mesurer la *quantité relative*, c'est-à-dire celle qu'il absorbe comparativement à un autre corps pris pour terme de comparaison. Or, ce corps est l'eau; et étant convenu de représenter par 1 la quantité de chaleur nécessaire pour échauffer 1 kilogramme d'eau de zéro à 1 degré, on appelle *chaleur spécifique* ou *capacité calorifique* d'une substance, la quantité de chaleur qu'elle absorbe, pour s'échauffer de 0 à 1°, comparativement à celle qu'absorbe dans le même cas un poids égal d'eau. Ainsi, la chaleur spécifique du fer étant 0,113 et celle du mercure 0,033, cela veut dire que, sous le même poids et pour une même élévation de température, l'eau absorbe 11 fois plus de chaleur que le fer et 33 fois plus que le mercure. De même, la chaleur spécifique du zinc étant 0,0927 et celle du plomb 0,0293, on s'explique pourquoi le zinc exige plus de temps à fondre qu'on ne s'y attendrait d'après la différence relativement faible des points de fusion de ces deux métaux. On se rend également compte de ce fait qu'il faut beaucoup plus d'eau froide pour refroidir un moule de zinc qu'un contre-moule de plomb ayant le même poids, parce que la quantité totale de chaleur absorbée et rendue latente ou inappréciable au thermo-

NOMS	Symbole	Poids atomique	Point de fusion (degrés)	Poids spécifique	Chaleur spécifique	Point d'ébullition (degrés)	Ténacité en livres par pouce carré.	Résistance à l'écrasement en livre par pouce carré
Hydrogène.	H	1		eau				
Oxygène.	O	16		1.0000				
Aluminium.	Al	27.5	700	2.6000				
Antimoine.	Sb	122	425	6.7040	0.050		1066	
Bismuth.	Bi	210	265	9.8220	0.029		3250	
Zinc.	Zn	65	411	6 9454	0.092	1040	8000	
Cadmium.	Cd	111.6	320	8.6355	0.038	860		
Étain.	Sn	118	228	7.2900	0.054		5000	15000
Plomb.	Pb	206.4	334	11.3839	0.030	1040	1824	7000
Fer pur.	Fe	55.9	1600	7.8439	0.110		6000	38000
Nickel.	Ni	58.6	1600	8.6370	0.108		fondu	
Cuivre.	Cu	63	1173	8.7210	0.095		49072	14700
Mercure.	Hg	200		13.5590	0.032	350		
Argent.	Ag	108	1023	10.4280	0.056		41000	
Or.	Au	196.2	1102	19.5000	0.028		20400	
Palladium.	Pd	106.5		11 5000	0.059			
Platine.	Pt	196.7	2534	21.5000	0.031			
Bronze.							17978	10300
Fil de laiton.							49000	
Fonte de fer.							19000	92000
Acier.							120000	

NOTA. — Les points de fusion indiqués ci-dessus ne sont pas d'une rigueur absolue. Il y a de grandes divergences parmi les autorités les plus modernes, et il ne faut considérer les chiffres de ce tableau que comme des à peu près.

mètre est bien plus grande que ce n'est le cas avec le plomb, cette chaleur réapparaissant et prouvant sa présence par la plus grande quantité d'eau échauffée par le zinc en refroidissant.

La chaleur spécifique des métaux a souvent de l'importance pour le dentiste; par exemple, la haute chaleur spécifique du palladium, jointe à sa faible conductibilité, empêche de ressentir l'impression désagréable que l'on éprouve avec une plaque d'or dans la bouche lorsqu'on boit un liquide froid et prévient les brûlures avec les liquides chauds. C'est là une des raisons pour lesquelles le palladium est sans rival parmi les métaux qui servent à la construction des pièces de prothèse.

SYMBOLES. — NOTATION CHIMIQUE.

Berzélius a eu le premier l'idée d'indiquer le nombre des équivalents des différents corps qui entrent dans les composés chimiques par des formules où l'équivalent de chaque corps simple est représenté par un symbole; ainsi l'oxygène est représenté par O, le carbone par C, le chlore par CL, le plomb par PB, etc. (Voir le tableau p. 7.)

ÉVALUATIONS APPROCHÉES DES HAUTES TEMPÉRATURES.

Degrés
centigrades.

411, fusion du zinc.

525, rouge naissant.

700, rouge sombre.

900, rouge cerise.

1000, rouge cerise clair.

1023, fusion de l'argent.

1150, rouge orangé.

1102, fusion de l'or fin (1250° suivant Bayley).

1173, fusion du cuivre fin (1050° suivant Bayley).

1300, blanc.

1350, fonte de l'acier.

1500, blanc éblouissant.

1600, fusion du fer forgé.

2534, fonte du platine.

COMPARAISON DES THERMOMÈTRES FAHRENHEIT ET CENTIGRADE.

CENTIGRADE.	FAHRENHEIT.	CENTIGRADE.	FAHRENHEIT.
260	500	130	266
255	491	125	257
250	482	120	248
245	473	115	239
240	464	110	230
235	455	105	221
230	446	100	212
225	437	95	203
220	428	90	194
215	419	85	185
210	410	80	176
205	401	75	167
200	392	70	158
195	383	65	149
190	374	60	140
185	365	55	131
180	356	50	122
175	347	45	113
170	338	40	104
165	329	35	95
163	325,4	30	86
160	320	25	77
157	314,6	20	68
155	311	15	59
150	302	10	50
145	293	5	41
140	284	0	32
135	275		

MANIÈRE DONT LES MÉTAUX SE COMPORTENT EN PRÉSENCE DES ACIDES.

Ne sont pas attaqués par les acides aux températures ordinaires :

L'or, le platine, l'antimoine, le plomb (le cuivre l'est très-légèrement), le mercure, l'argent, le bismuth, l'étain (le palladium est légèrement attaqué).

Solubles dans l'acide sulfurique dilué :

Le fer, le zinc, le cadmium, l'aluminium, le nickel (l'étain, avec l'aide de la chaleur).

Non attaqués par l'acide azotique dilué :

L'or, le platine, l'aluminium, le palladium.

Solubles dans l'acide azotique dilué :

Le plomb, le cadmium, le fer, le cuivre, le nickel, le mercure, l'argent, le bismuth, le zinc, (l'antimoine et l'étain sont oxydés, mais non dissous).

Non attaqués par l'acide chlorhydrique :

L'antimoine, l'or (le cuivre à l'abri de l'air), le mercure, le platine.

Légèrement attaqués :

Le plomb, le palladium, l'argent, le bismuth.

Solubles dans l'acide chlorhydrique :

L'aluminium, le cadmium, le fer, le nickel, le zinc, l'étain.

Solubles dans des dissolutions de soude et de potasse :

L'aluminium, le zinc (l'étain, avec l'aide de la chaleur).

Attaqués par les alcalis fondus à de hautes températures :

Le platine, le palladium.

MANIÈRE DONT LES SOLUTIONS MÉTALLIQUES SE COMPORTENT AVEC LES RÉACTIFS ORDINAIRES.

Métal.	Potasse caustiqᵉ	Carbonate de pótasse.	Ammoniaque.	Carbonate d'ammoniaque.	Hydrogène sulfuré.
Zinc.	W	W	W	W	Point de précipité
Nickel.	G	G		G*	Point de précipité si la solution est acide.
Aluminium.	W*	W	W	W	Point de précipité
Arsenic.					Y
Antimoine.	W*	W	W	W	O
Étain.	W*		W*	W	Br
Cadmium.	W	W	W*	W	Y
Cuivre.	Bl	G Bl	G Bl*	G Bl*	B B
Bismuth.	W	W	W	W	B B
Plomb.	W*	W	W*	W	B
Argent.	Br	W	Br*		B

Explication des signes : *, précipité soluble dans un excès de réactif; W, précipité blanc; G, vert; Y, jaune; O, orangé; Br, brun; Bl, bleu; BB, noir brun; B, noir.

RÉDUCTION DES MÉTAUX SUR LE CHARBON, QUAND ON LES EXPOSE A LA POINTE DE LA FLAMME DU CHALUMEAU (*dans le cône bleu*).

Métaux laissant un résidu blanc infusible :

Aluminium, zinc. Après les avoir humectés d'azotate de cobalt, si on les chauffe de nouveau, l'aluminium devient bleu, le zinc vert.

Métaux formant une incrustation sur le charbon :

Blanche, d'odeur alliacée, éloignée de la flamme,	Arsenic.
Blanche, plus rapprochée de la flamme,	Antimoine.
Jaune quand elle est chaude, blanche une fois refroidie,	Zinc.
Jaune faible quand elle est chaude, blanche une fois refroidie, près de la flamme,	Étain.
Jaune,	Plomb.
Jaune orangé foncé quand elle est chaude, jaune clair une fois refroidie,	Bismuth.
Rouge ou jaune brunâtre,	Cadmium.
Rouge foncé, très-légère,	Argent.

MANIÈRE DONT SE COMPORTENT LES MÉTAUX EXPOSÉS A L'AIR

MÉTAL.	AUX TEMPÉRATURES ORDINAIRES Air sec.	AUX TEMPÉRAMENTS ORDINAIRES Air humide.	AUX TEMPÉRATURES ÉLEVÉES.
Aluminium.	Ne s'altère pas.	Se ternit lentement.	Brûle, en formant $Al^2 O^3$
Bismuth.	— —	— —	— — $Bi^2 O^3$
Cadmium.	Ne s'altère pas dans l'air libre d'acide carbonique.	Ne s'altère pas dans l'air libre d'acide carbonique.	— — $Cd O$
Cuivre.	Ne s'altère pas.	Se ternit.	— — $Cu O$
Or.	— —	Ne s'altère pas.	Ne s'altère pas.
Platine.	— —	— —	Ne s'altère pas.
Palladium.	— —	— —	S'oxyde au rouge sombre. L'oxyde se réduisant de nouveau à des températures supérieures.
Plomb.	Se ternit.	Se ternit.	Brûle en formant $Pb O$
Mercure.	Ne s'altère pas.	Se ternit lentement	— — $Hg O$.
Nickel.	— —	Ne s'altère pas.	Forme $Ni O$
Argent.	Noircit s'il existe de l'hydrogène sulfuré.	Noircit en présence de l'hydrogène sulfuré.	Ne change pas.
Étain.	Ne s'altère pas.	Ne s'altère pas.	Forme $Sn O^2$
Zinc.	Se ternit.	Se ternit.	Brûle en formant $Z O$

ALLIAGES.

PROPRIÉTÉS GÉNÉRALES.

La plupart des métaux s'unissent entre eux, suivant les proportions de leurs poids atomiques ou de leurs multiples, pour former des composés qui peuvent être considérés quelquefois comme des combinaisons chimiques faibles. L'alliage résultant a souvent un poids spécifique différent de la moyenne calculée; la combinaison a lieu dans certains cas, avec dégagement d'une chaleur intense (exemple, la platine et l'étain), et quand il n'entre dans le composé que deux métaux, tels que le cuivre et le mercure, ou le palladium et le mercure, le meilleur résultat s'obtient en combinant ces métaux dans la proportion rigoureuse de leurs poids atomiques. Mais, lorsqu'il s'agit de faire des alliages de trois métaux, comme l'étain, l'argent, le mercure, etc., toutes mes expériences tendent à prouver que les proportions atomiques forment des mélanges qui ne sont jamais au repos; il se produit des changements internes constants et il paraît se former des sous-alliages qui sont très-nuisibles au point de vue du dentiste, parce que ces modifications se traduisent fréquemment par des changements de formes continus et durant des mois ou même des années.

Pour les alliages composés, il est donc nécessaire de ne combiner aucun des métaux suivant leurs proportions atomiques, et il faut constituer l'alliage de telle sorte que la séparation des sous-alliages se trouve prévenue dans la mesure du possible.

L'expérience et la connaissance de la manipulation pratique de certains alliages serviront beaucoup pour empêcher les combinaisons secondaires de se former dans le composé fondu, mais toute l'habileté du monde ne saurait s'opposer complètement à leur production. De là la nécessité d'essayer tout lingot de quelque alliage composé que ce soit, afin de s'assurer qu'il possède les propriétés voulues avant d'en permettre l'emploi. Une expérience de nombreuses années, dans un laboratoire pourvu de tous les appareils de précision, m'a démontré combien il est difficile de produire des alliages uniformes, et j'en conclus que pour obtenir des résultats uniformes, l'essayage de chaque lingot est de nécessité absolue.

Dans les alliages dont le mercure ne fait pas partie, les différences entre deux lingots; ou entre deux parties du même lingot, n'ont guère d'importance pratique, bien qu'on puisse en constater dans presque tous ces composés, notamment dans le métal des monnaies d'argent. Il n'est pas rare que l'essai fasse découvrir des différences entre les deux bords opposés d'un shilling ou d'un florin, quoique les alliages soient exécutés avec tout le soin et toutes les précautions possibles.

CONTRACTION DES MOULAGES PAR LE REFROIDISSEMENT.

Ou différence entre la dimension du moulage en sable et du moulage métallique obtenu.

Fonte.	0,125
Cuivre.	0,193
Laiton.	0,210
Plomb.	0,319
Étain.	0,278

Ce tableau démontre la supériorité du fer pour la production de matrices exactes. Ce métal se moule parfaitement. Il faut en saupoudrer la surface, dans le creuset, avec un peu de sciure de bois ou de charbon pulvérisé.

TÉNACITÉ DES MÉTAUX.

Un fil du même diamètre supportera, sans se rompre, les poids comparatifs suivants :

Fer.	549 livres.
Cuivre.	302 —
Platine.	274 —
Argent.	187 —
Or.	150 —
Zinc.	109 —
Étain.	39 —
Plomb.	27 —

CONDUCTIBILITÉ.

Or, 53; platine, 8; argent, 100; cuivre, 74; fer, 12; zinc, 36; étain, 14; plomb, 9; laiton, 24; bismuth, 2.

DILATATION PAR LA CHALEUR.

	Expansion entre les points de congélation et d'ébullition de l'eau.
Platine, s'étend linéairement de. . .	1/1097
Palladium.	1/1000
Antimoine.	1/923
Fer fondu.	1/901
Or.	1/677
Cuivre.	1/55
Laiton.	1/524
Argent.	1/499
Étain.	1/424
Plomb.	1/350
Zinc.	1/336

La contraction des fontes par le refroidissement correspond aux chiffres ci-dessus; celle du zinc, la plus grande, étant trois fois celle du fer.

APPAREILS.

La partie chimique de ce livre ne comprend pas l'analyse quantitative, qui exige plus de temps et plus d'appareils que le dentiste n'en peut disposer. Nous indiquons les procédés suffisamment simples pour la découverte de certains métaux; quant aux autres, il vaut mieux les confier à un chimiste de profession.

Quand on veut obtenir un sublimé sur le charbon, le seul charbon qui ne donne pas une cendre colorée, et par conséquent qui soit incapable de donner des résultats douteux, est celui qu'on obtient du pin ordinaire. Mais comme il ne se trouve pas dans le commerce, il est préférable de le remplacer par une plaque d'aluminium, sur laquelle les sublimés sont plus visibles et plus faciles à reconnaître. On trouvera toutes les instructions nécessaires à son mode d'emploi dans l'ouvrage du lieutenant-colonel Ross. On peut encore obtenir des sublimés sur des plaques noircies d'argile réfractaire.

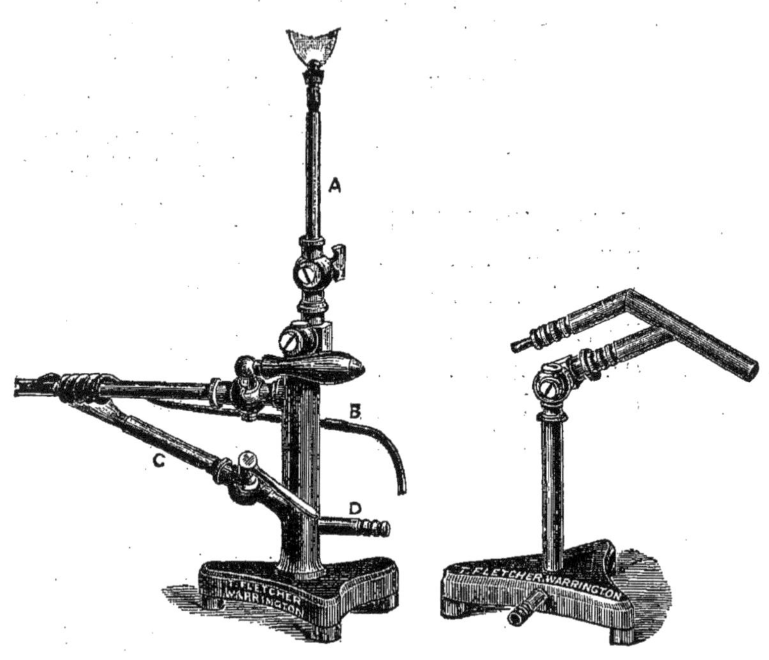

Fig. 1 B   Fig. 8 B

Les fig. 1 B et 8 B représentent deux types du *meilleur chalumeau*. L'orifice du bec doit être très-fin et en bon état, pour donner un cône bleu net et à pointe vive.

Pour *griller* ou *oxyder*, et pour fondre les métaux dans des creusets à des températures ne dépassant pas le point de fusion de l'argent fin, le fourneau à gaz, fig. 64, est tout ce que l'on peut désirer. Le grillage et la coupellation peuvent aussi se faire dans le fourneau à moufle, fig. 61, à la condition que le fond du moufle soit pourvu d'une fente, pour le passage d'un courant d'air.

Pour la fusion de tous les métaux dans des creusets et plus spécialement pour ceux des métaux qui fondent à de hautes températures, le fourneau représenté fig. 41 est le plus simple et le plus puissant. Il exige l'aide d'un fort courant d'air.

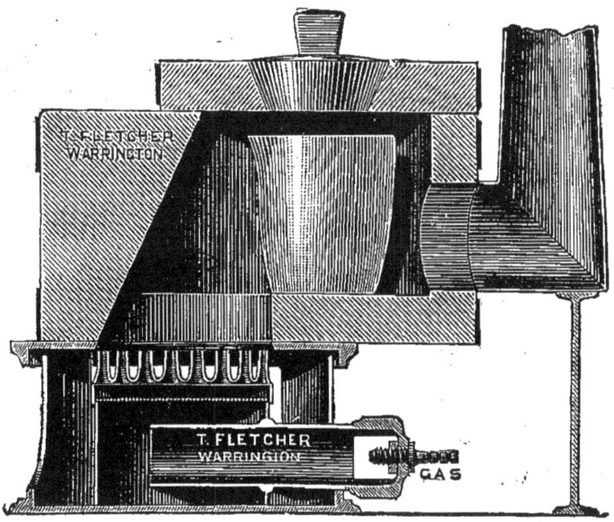

Fig. 64.

Pour fondre les métaux à la température au-dessous du rouge, le fourneau à cuiller est le plus simple et le plus commode.

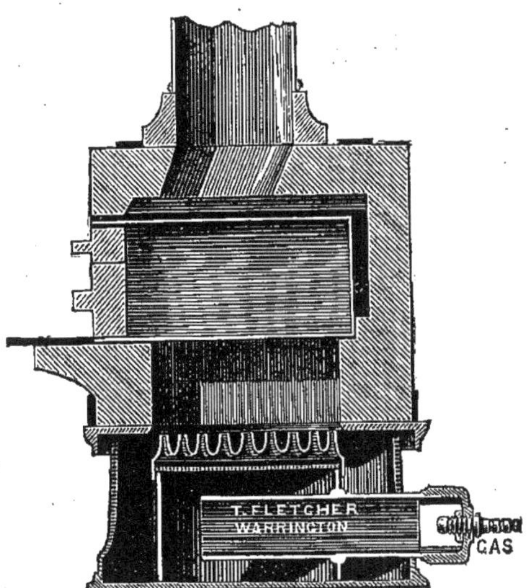

Fig. 61.

Quand on n'a pas le gaz à sa disposition, rien ne vaut une lampe brûlant de la paraffine solide pour l'analyse au chalumeau.

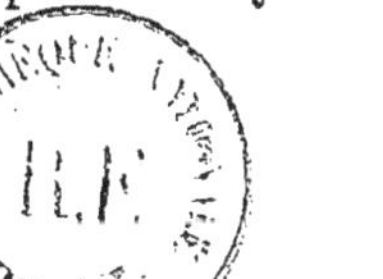

2

Pour souder, le moyen le plus propre, en l'absence du gaz, est l'emploi de la lampe à alcool pourvue d'une mèche ayant 1 centimètre de largeur et 0,25 de longueur. Cette lampe, quand on sait bien s'en servir, donne une flamme puissante et facile à manier. Le

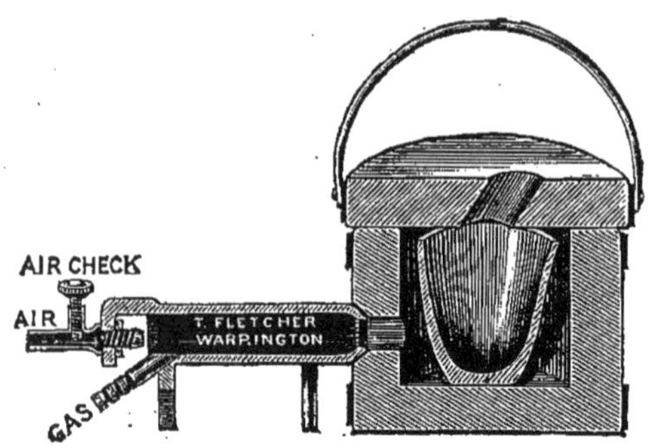

Fig. 41.

récipient d'alcool doit être peu éloigné du porte-mèche, et ces deux parties doivent s'unir au moyen d'un tube.

FOURNEAU AU CHARBON DE SEFTSTROM.

Voici le mode de construction d'un fourneau au charbon et au coke, qui permet de fondre les métaux réfractaires rapidement et presque aussi facilement que dans un fourneau à gaz.

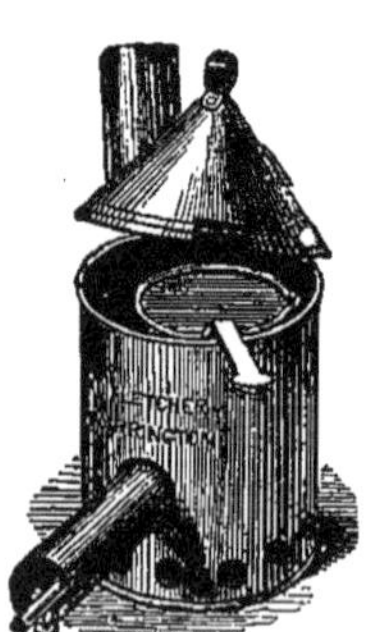

Il se compose d'une double enveloppe de tôle, dont l'intérieure a 0^m30 de côté et est ouverte au sommet; l'extérieure, plus grande de

0^{m}08., se relie à l'autre par un rebord autour du sommet qui la rend imperméable à l'air. Elle est munie d'un orifice laissant pénétrer l'air envoyé par une soufflerie. L'enveloppe interne a ses parois latérales percées de six à huit trous de 0^{m}012 de diamètre et à environ 0^{m}10 du fond; elle est garnie de plaques d'argile réfractaire perforées de trous correspondant à ceux de la tôle. Quand le fourneau fonctionne, il faut que le sommet soit en partie fermé avec une plaque d'argile réfractaire. Le courant d'air se rend au combustible après être entré par l'orifice de l'enveloppe externe et avoir traversé les trous de l'enveloppe intérieure. Le creuset doit reposer sur un bloc d'environ 8 centimètres de hauteur. Avec ce fourneau, alimenté par du charbon de terre et avec un courant d'air, on arrive à fondre parfaitement la fonte ou l'acier en 10 minutes environ après l'allumage du feu. C'est là le fourneau de Seftstrom, qu'on peut se procurer chez tous les marchands de produits chimiques.

En voici un autre qu'il est possible d'établir dans une cheminée ordinaire. On bâtit sur la sole un cube d'argile réfractaire, au fond duquel on met une grille de fer. Il suffit qu'il ait 25 centimètres de côté. Le devant de la paroi supérieure doit être laissé ouvert; une plaque de fer munie d'une poignée se place sur cette ouverture, quand le fourneau fonctionne. Il est encore bon d'adapter au cendrier une porte, percée d'un trou d'environ 5 centimètres de diamètre, par lequel passe une tuyère de 5 à 8 centimètres de longueur ; on active le tirage au besoin avec un soufflet ou au moyen d'un courant d'air envoyé par une soufflerie à pédale.

Dans la construction de tout fourneau de briques ou de pierres, il faut, au lieu de mortier, se servir d'argile réfractaire qui se gâche, non pas avec de l'eau, mais avec une solution de silicate de soude. Les joints faits de cette manière peuvent supporter immédiatement l'action du feu et sont bien plus résistants que les autres.

De semblables fourneaux s'adaptent plus facilement aux moufles pour gencive continue, creusets, cuillers et à tous les travaux du laboratoire; pour les éteindre, il suffit de fermer l'ouverture de la porte du cendrier. Quand on veut y mettre un moufle, il faut, pour supporter celui-ci, établir au fond un rebord à environ 12 centimètres au-dessus du sommet du foyer, et laisser à la partie antérieure une ouverture avec porte à 22 centimètres environ au-dessus du

moufle, pour pouvoir ajouter du combustible au besoin. Si l'espace
où se trouve le moufle a 22 centimètres de diamètre, ce dernier ne
doit pas en occuper plus de la moitié, parce qu'il faut avoir de chaque côté un vide où se logera le combustible. Lorsqu'on n'emploie
pas une soufflerie, le travail en gencive continue exige une cheminée de 6 mètres de hauteur; mais on peut modifier le fourneau de
Seftstrom de façon à se passer de cheminée, tout en ayant largement
la chaleur voulue.

Comme *combustible*, le coke de Durham (mais non pas celui qui
provient des usines à gaz) remplira toutes les conditions nécessaires,
bien que le charbon de terre, s'il n'est pas trop coûteux, doive être
préféré pour les travaux rapides et les hautes températures.

ADJONCTION DES VAPEURS DE PÉTROLE.

En mêlant avec l'air une très-faible quantité de la vapeur du
pétrole le plus léger on réduit la consomption du combustible
solide, et partant le fourneau est plus facile à entretenir. Cette vapeur
augmente encore la chaleur énormément, sinon dans une proportion trop considérable. Il résulte de cette addition un renflement
particulier, facile à reconnaître et qui disparaît quand la vapeur est
un excès. Le moyen le plus simple d'obtenir le mélange est de faire
égoutter lentement de la benzoline ou de la gazoline dans la soufflerie ou la tuyère. Toutes choses égales d'ailleurs, cette simple addition double la puissance de tout fourneau quelconque.

Briques réfractaires. — En mélangeant l'argile qui sert à les
fabriquer avec trois ou quatre parties en volume de sciure de bois,
on obtient dans un fourneau des températures beaucoup plus éle-
vées qu'avec des briques réfractaires. Quand on veut faire rapidement des expériences temporaires, on peut se servir avec un plein
succès de fourneaux construits avec des briques de ce mélange sans
qu'elles aient été cuites au four, et, en prenant les précautions voulues, elles résisteront parfaitement à un usage journalier. Les fon-
deurs en nickel se contentent presque toujours de l'emploi de semblables briques simplement desséchées à la chaleur et non cuites.

EXAMEN DES MÉTAUX SUR LE CHARBON A L'AIDE DU CHALUMEAU

Il faut se servir d'un chalumeau donnant un cône bleu fixe et bien défini. Au delà de la pointe de ce cône, et aussi loin d'elle que la chaleur peut être obtenue, se trouve la flamme oxydante, que nous désignerons dorénavant par F.-O. A l'intérieur du cône bleu est la flamme réductive F.-R. L'échantillon à examiner doit être assez petit pour être complétement entouré par la flamme et se trouver ainsi parfaitement protégé contre l'action de l'air extérieur.

Quaud on emploie le charbon, il faut prendre garde de confondre la cendre résultant de sa combustion avec un sublimé ou une incrustation fournie par la substance métallique ; un examen préliminaire est donc nécessaire pour s'assurer de la couleur de la cendre du charbon et prévenir de la sorte tout risque d'erreurs.

Nous donnons les résultats de l'examen de certains métaux non utilisés par les dentistes, afin d'empêcher les confusions possibles. Quand des métaux entrent dans un alliage, leurs caractères distinctifs sont ordinairement moins prononcés que dans l'essai du métal pur.

ARSENIC. — Se volatilise sans fondre et recouvre le charbon d'une couche d'acide arsénieux dans les deux flammes. Cette incrustation est blanche, mais elle paraît grisâtre quand elle est mince, et elle se trouve à une certaine distance de l'essai. Pour la faire évanouir, il suffit de la chauffer, et, si on la traite rapidement par la F.-R., elle passe au bleu pâle. Elle dégage sous l'action de la chaleur une odeur alliacée.

ANTIMOINE. — Fond facilement, en recouvrant le charbon d'oxyde dans les deux flammes. L'incrustation blanche, bleuâtre quand elle est en couches minces, n'est pas si éloignée que celle fournie par l'arsenic. On peut la disperser en la chauffant doucement avec la F.-O et la faire disparaître à la F.-R., qu'elle colore en vert pâle. Quand elle est fondue et chauffée au rouge elle reste en fusion et brillante pendant quelque temps, en dégageant de denses vapeurs blanches, qui se condensent en partie sur le charbon et finissent par environner le bouton de cristaux blancs et nacrés.

PLOMB. — Recouvre le charbon d'oxyde dans les deux flammes. Cette incrustation, quand elle est chaude, a une coloration d'un jaune citron foncé ; refroidie, elle est d'un jaune de soufre et blanc bleuâtre en couches minces. Quand on chauffe le charbon au rouge vif, l'incrustation se déplace, et en même temps la flamme se colore en bleu.

BISMUTH. — L'incrustation d'oxyde est orangé foncé quand elle est chaude, jaune citron une fois refroidie, et presque blanche quand elle est en couches très-minces. Elle se déplace comme le plomb sous l'action de la chaleur, mais ne colore pas la F.-R., comme le fait ce dernier métal.

CADMIUM. — Fond facilement et brûle dans la F.-O. avec une flamme jaune foncé et des vapeurs brunes, en recouvrant le charbon d'oxyde au voisinage de l'essai. Plus près de celui-ci, l'incrustation est épaisse, cristalline et très-foncée, presque noire. Au delà elle est brun rougeâtre et jaune orangé lorsqu'elle est en couches très-minces. Elle se réduit aisément et se déplace sous l'action des deux flammes, mais sans colorer ces dernières. Au delà des dernières limites de l'incrustation, le charbon montre quelquefois un aspect terne panaché.

ZINC. — Fond facilement et brûle dans la F.-O. avec une flamme blanc verdâtre très-lumineuse et de denses vapeurs blanches qui revêtent le charbon d'oxyde. L'incrustation est assez rapprochée de l'essai, jaune à l'état chaud et blanche une fois refroidie. Elle devient lumineuse sous l'action de la F.-O., mais ne se volatilise point. Elle se volatilise très-lentement dans la F.-R.

ÉTAIN. — Dans la F.-O. ce métal se recouvre d'oxyde, que l'on peut dissiper. Il devient clair dans la F.-R., et revêt le charbon d'oxyde jaune pâle à l'état chaud et qui devient lumineux sous l'action de la F.-O. En refroidissant il devient blanc. L'incrustation est si près de l'essai qu'elle le touche positivement; elle refuse de se volatiliser. Elle se réduit lentement à l'état d'étain métallique dans la F.-R.

ARGENT. — Fondu pendant quelque temps avec une puissante flamme oxydante, ce métal donne une légère couche d'oxyde brun rougeâtre. S'il est combiné avec un peu de plomb, il se forme une incrustation d'oxyde jaune de plomb. La présence de l'antimoine produit une couche blanche, qui devient rouge quand on continue de souffler avec le chalumeau. Si l'argent contient à la fois du plomb et de l'antimoine, l'incrustation a une couleur cramoisie.

Le *platine* et le *palladium* ne donnent aucune réaction.

OR.

Poids spécifique	19,5
Chaleur spécifique	0,028
Ténacité en livres, par pouce carré	20,400
Symbole,	Au
Poids atomique	196,2
Point de fusion	1102°c

Se trouve à l'état natif.

Procédé de purification suffisant aux besoins dentaires. — Dissoudre dans l'acide nitro-muriatique (eau régale), précipiter par le sulfate de fer, et fondre le précipité avec du borax et une petite quantité d'azotate de potasse.

On affine encore l'or, sur une grande échelle, en le faisant traverser, à l'état de fusion, par un courant de chlore gazeux. Le procédé de coupellation employé pour l'argent peut également servir pour l'or, mais on n'enlève pas ainsi tous les autres métaux présents.

Les surfaces propres d'or absolument pur se soudent entre elles sans le secours de la chaleur, et lorsque cette propriété est détruite par une humidité ou des impuretés accidentelles, on parvient à la restituer en partie, sans l'aide de la chaleur, en lavant la surface avec du chloroforme.

Or cristallisé. — On le prépare en chauffant lentement un amalgame d'or dans un moufle, jusqu'à volatilisation complète du mercure. Si l'on veut obtenir une masse spongieuse très légère, on peut enlever la première partie du mercure au moyen d'acide nitrique pur, sans l'aide de la chaleur, qui fondrait un amalgame contenant une forte proportion d'hydrargyre. Un amalgame composé de six parties de mercure et de une d'or cristallise en prismes à quatre pans, on parvient à en expulser tout le mercure par la chaleur, et l'or reste sous forme de légère masse spongieuse.

L'or et l'argent s'unissent en toutes proportions, formant un alliage ductile et mou, de couleur verdâtre quand l'argent est en grande proportion.

Avec vingt-deux parties d'or, une d'argent et une de cuivre, on obtient un alliage dur, ayant 17,344 de poids spécifique.

La présence de l'or dans les amalgames rend ces composés plus propres et plus agréables à employer, mais en diminuant leur propriété de *prise* ou solidification et probablement aussi leur retrait.

Le *souverain anglais* pèse 7 grammes 988, et contient 7 grammes 35 d'or pur. C'est de l'or à 22 carats. Si l'on veut réduire cette monnaie à des titres inférieurs, il faut :

Pour abaisser chaque pièce à 16 carats lui ajouter 3 grammes d'alliage.

Pour abaisser chaque pièce à 18 carats lui ajouter 1 gramme 78 d'alliage.

Pour abaisser chaque pièce à 20 carats lui ajouter 0 gr. 81 d'alliage.

Or pour ressorts à 16 carats :

Or 36, argent 6, cuivre 12.

Soudure d'or à 22 carats :

Or à 22 carats, 24 parties, argent 2, cuivre 1.

Soudure d'or à 18 carats :

Or à 18 carats, 24 parties, argent 2, cuivre 1.

Soudure d'or à 16 carats :

Or à 16 carats, 24 parties, argent 8, cuivre 6.

On emploie généralement le laiton, c'est-à-dire l'alliage de 7 parties de cuivre et 3 de zinc, de préférence au cuivre pour toutes les soudures d'or. La présence d'une trace de zinc fait couler la soudure beaucoup plus facilement. On peut admettre en principe que l'usage du zinc dans une soudure d'or n'est pas reconnu, et cependant, chose curieuse, ce métal se trouve dans presque toutes, sinon dans toutes les bonnes soudures.

Voici trois formules que nous empruntons au *Manuel de prothèse dentaire,* de Oakley Coles. (Traduction du docteur G. Darin, page 263.)

Soudure propre aux plaques d'or de 18 ou de 20 carats, représentant 16 carats de fin :

Or pur	9,30
Cuivre	3,10
Argent fin	1,55

(Ce que nous avons dit précédemment, relativement au laiton, s'applique aussi à cette formule.)

Soudure excédant 15 carats de fin :

Monnaie d'or	9,30
Argent	1,95
Cuivre	1,30
Laiton	0,65

(L'auteur ne dit pas quel est le titre de l'argent employé.)

Soudure à 18 carats :

Monnaie d'or	30	parties.
Argent	4	—
Cuivre	1	—
Laiton	1	—

Quelques dentistes font eux-mêmes leur soudure, en ajoutant simplement 1 partie de zinc à 12 parties de l'or pour lequel la soudure est requise.

On peut poser comme règle générale qu'il ne faut jamais se servir pour les alliages de l'argent fin et de l'or fin ordinaires. Ils sont souvent assez impurs pour être absolument incapables de convenir aux usages dentaires ; la présence de faibles proportion des métaux (*tels que le plomb*) nuit aux alliages et les rend fragiles. Il est toujours beaucoup plus sûr d'employer l'or ou l'argent monnayé, parce que le laminage et la frappe qu'ils ont subis prouvent qu'ils sont à même de donner des lingots non cassants. Beaucoup d'échantillons d'or presque chimiquement purs sont impossibles à travailler. Avant la découverte du procédé d'affinage par le chlore gazeux, ce fait causait des pertes considérables et entraînait de graves difficultés à la Monnaie d'Angleterre.

Fausse monnaie. — Avant de fondre des souverains, il importe d'examiner attentivement chaque pièce. On a répandu dans la circulation un très grand nombre d'imitations splendides faites avec du platine bien doré. J'ai eu beaucoup de ces fausses pièces, que j'avais achetées avec des débris de platine, et tant que la dorure reste parfaite, la fraude ne se laisse découvrir qu'avec la plus grande difficulté.

Un alliage composé de platine 16 parties, cuivre 7, zinc 1, sert aussi à fabriquer des pièces d'or tellement parfaites qu'il est impossible de découvrir la fraude avec les moyens ordinaires. La falsification des monnaies d'or ne se limite pas aux pièces anglaises, elle s'étend peut-être encore plus à celles de France, d'Espagne et d'Amérique.

Pour dorer fortement, on emploie un *amalgame pâteux d'or et de mercure*, ce dernier métal s'enlevant ensuite à l'aide de la chaleur.

ESSAI DE L'OR.

L'essai exact de l'or n'est pas du domaine du dentiste, mais on arrive à une approximation très suffisante en opérant sur une quantité connue et convenable. Prenons, par exemple, pour la commodité du calcul, un poids de 10 ou 25 grains ; on le fond avec quatre ou cinq fois son poids d'argent et on lamine l'alliage résultant en une feuille extrêmement mince, qui après avoir été roulée en cornet, est soumise, pendant quinze à vingt minutes, à l'ébullition avec de l'acide nitrique concentré dans un vase de verre. On lave avec de l'eau pour se débarrasser de toute trace d'acide, puis on en ajoute une nouvelle quantité, et l'on recommence à faire bouillir pendant le même temps. Après un second lavage, on dessèche le produit obtenu qui représente l'or fin renfermé dans l'échantillon avec le platine qu'il pouvait contenir. Si on le fond alors avec du borax, on peut précipiter l'argent sous forme de chlorure et le réduire à l'état métallique (voir *Argent*), si on le désire. On se sert quelquefois du zinc pour remplacer l'argent, dans ce procédé.

Mais pour réussir par ce moyen, il importe d'employer une grande proportion d'argent, — au moins quatre fois le poids de l'or ; — car quand la surface de l'argent a été dissoute, l'or doit être suffisamment ouvert et poreux pour laisser arriver l'acide librement jusqu'au centre, autrement il resterait de l'argent inattaqué et le résultat ne serait pas exact.

Quand il existe du platine en quantité par trop considérable, on peut le séparer en laminant l'échantillon d'or (sans l'avoir fondu avec de l'argent) en une feuille très mince, le dissolvant dans environ quatre fois son poids d'eau régale (qu'il faut faire au moment de l'essai en mélangeant une partie d'acide azotique avec deux et demie d'acide chlorhydrique), et chauffant légèrement pour favoriser la dissolution. L'argent présent se précipite sous forme de chlorure insoluble, on le sépare par décantation et lavages, puis on doit avoir soin d'ajouter les eaux de lavage à la solution d'or. Le tout est ensuite évaporé presque à siccité; cela fait, on ajoute un peu d'acide chlorhydrique, et l'on évapore de nouveau pour se débarrasser de l'acide nitrique.

Il faut alors diluer largement avec de l'eau et ajouter lentement une solution de protosulfate de fer jusqu'à cessation de la formation d'un précipité. Celui-ci est lavé avec de l'acide sulfurique pour enlever toute trace de fer, puis à diverses reprises à l'eau chaude; après quoi on le dessèche et on le fond avec du borax dans un creuset.

Veut-on séparer le platine de la solution? Il suffit d'ajouter une solution de chlorhydrate d'ammoniaque. Ces moyens, bien que suffisamment exacts pour les besoins du dentiste, ne sont pas d'une correction absolue et exigent plus de minuties dans leurs détails pour un essai rigoureux.

Moyen rapide et parfaitement satisfaisant d'affiner les rognures, limailles ou débris d'or mêlés aux poussières de l'atelier. — On les fait bouillir dans un vase de fonte émaillée, avec environ trois fois leur poids d'acide nitrique concentré presque à siccité, puis on ajoute de nouvel acide, à peu près le tiers de la première quantité employée, et l'on soumet à une seconde ébullition.

Après avoir lavé le résidu à l'eau chaude, on fond ce qui reste avec du borax dans un creuset. L'or obtenu de la sorte a environ le même titre que celui d'où provenaient les débris soumis à ce traitement, et ce procédé est aussi simple que certain dans ses résultats.

PROCÉDÉ DE DORURE.

A l'aide d'une solution en pâte épaisse d'un mélange d'azotate de potasse, de sulfate de fer et de sel commun, on extrait l'alliage de la surface de plaques d'or. Puis on soumet le produit obtenu à l'ébullition dans un creuset, où l'on plonge la pièce que l'on veut dorer. Quand on juge l'opération suffisamment avancée, on se débarrasse du mélange adhérent par un lavage à l'eau bouillante. Ce procédé exige un peu de pratique pour arriver à une uniformité de coloration, et il faut que les joints aient été faits avec une soudure de bonne qualité, sans quoi ils pourraient noircir et être affaiblis.

ARGENT.

Poids spécifique	10,5
Chaleur spécifique	0,056
Ténacité en livres, par pouce carré	44,000
Symbole	Ag
Poids atomique	108
Point de fusion	1023°c

Préparation. — On commence par combiner le minerai d'argent avec du plomb par fusion et on laisse l'alliage se solidifier lentement. Du plomb à peu près libre d'argent cristallise d'abord et on l'enlève à l'aide de cuillers; le reste est chauffé sur un lit de cendres d'os dans un four à réverbère. Le plomb s'oxyde et la litharge fondue est absorbée par la cendre d'os jusqu'à ce que, au moment de la disparition de la dernière trace du plomb, l'argent brille soudainement à la surface. On obtient ainsi l'argent dit fin ou de coupelle. Mais il contient presque toujours de l'or et du palladium ; ce dernier en quantité suffisante pour rendre l'argent absolument impropre à la formation d'amalgames, dans lesquels la moindre trace de palladium est très nuisible. Quand on a affaire à des minerais renfermant du sulfure ou d'autres sels d'argent, il faut recourir à un autre mode de purification plus long et qu'il n'est pas nécessaire d'indiquer ici.

Procédé de purification pour les amalgames. — On dissout l'argent dans de l'acide azotique pur et l'on précipite avec du sel commun. Le chlorure d'argent précipité, bien lavé à l'eau chaude et à plusieurs reprises, est séché, puis mélangé avec le tiers de son poids de résine finement pulvérisée. On chauffe le mélange d'abord lentement jusqu'à ce que les flammes cessent de se produire, et on élève ensuite la chaleur au point de fusion de l'argent en ajoutant un peu de borax.

En fondant le chlorure, selon le procédé ordinaire, avec du carbonate de soude, on perd beaucoup d'argent, même en opérant sur de petites quantités à la fois, non seulement par suite de la projection du métal, mais encore en raison de son absorption par le creuset.

L'argent fondu, à moins d'être recouvert de charbon ou d'un flux, absorbe de l'oxygène, qu'il abandonne en se refroidissant. Ce gaz, par son dégagement, détermine une projection du métal qui forme en se solidifiant une sorte de végétation à la surface; on dit alors que l'argent *roche*.

Argent et étain. — Un alliage de ciuq parties d'étain pour quatre d'argent s'emploie encore aujourd'hui sur une large échelle pour faire des amalgames; ce composé dure moins longtemps dans la bouche que beaucoup d'autres alliages, et notablement moins que le simple amalgame d'argent; mais l'addition de l'étain diminue l'altération de coloration des masses obturatrices.

Argent et mercure. — Tous les almagames d'argent se dilatent plus ou moins en durcissant. Quand on se sert d'argent précipité, la combinaison a lieu avec tant de rapidité que la masse se solidifie en quelques secondes; il se produit aussi un dégagement de chaleur considérable. On réduit la rapidité de la combinaison en employant un mélange d'argent précipité et de limailles; si le précipité est en excès et qu'on introduise la masse avant qu'elle ait commencé de se solidifier, on court le risque de faire éclater la dent par l'expansion graduelle du composé. Il est facile de constater la dilatation de l'amalgame en le tassant dans un tube de verre, jusqu'à l'orifice de celui ci. Au bout de peu de jours, on verra que la masse a dépassé la surface du tube. Si l'on emploie un grand excès de mercure, la masse liquide ne durcit que partiellement et les résultats sont incertains.

Argent et cuivre. — Ces deux métaux s'allient en toutes proportions, mais les différentes parties des lingots obtenus sont toujours de composition irrégulière.

Amalgame de Taveau. — Ce composé, préparé d'abord par M. Taveau, de Paris, en 1826, se compose de limailles de monnaies d'argent amalgamées avec un excès de mercure, que l'on exprime ensuite. Quand il est bien fait, il se dilate légèrement pendant et après sa solidification et il conserve convenablement les dents. Mais il noircit beaucoup, et c'est là la plus grande objection à son emploi.

Une petite proportion de cuivre ajoutée à l'argent dans un amalgame active la *prise* du composé, le rend plus propre à manier, mais augmente sa tendance à noircir.

Les sels d'argent sont vénéneux.

PLATINE.

Poids spécifique	21,5
Chaleur spécifique	0,031
Symbole	Pt
Poids atomique	196,7
Point de fusion	2534°c

Le platine n'a été introduit en Europe que vers l'année 1740 ; son nom vient de *platina*, qui signifie petit argent. Ce métal était connu depuis longtemps en Amérique, mais on n'en faisait aucun usage.

Se trouve à l'état natif, combiné avec du palladium et d'autres métaux.

Le platine, après avoir été séparé des autres métaux avec lesquels il se trouve, en le dissolvant dans l'acide nitro-muriatique, est fondu dans deux blocs de chaux évidés et placés l'un sur l'autre, au moyen du chalumeau oxhydrique dont le bec traverse un orifice du bloc supérieur, ou bien à l'aide du gaz hydrogène et d'un fort courant d'air. On ne peut pas le fondre dans un creuset ordinaire, parce qu'il n'y a pas d'argile assez réfractaire pour supporter la haute température nécessaire à la fusion de ce métal, mais on arrive à souder ensemble des rognures bien décapées au rouge clair.

Platine et carbone. — Ces deux corps se combinent au-dessus du rouge en formant un carbure de platine fragile. Il est donc essentiel de fondre les alliages de platine, lorsqu'on désire les avoir parfaitement malléables, dans des creusets d'argile réfractaire, qu'il est bon de revêtir, en outre, de magnésie ou de chaux.

Utilisation des débris de platine. — Pour convertir en lingot des rognures de platine, on peut les fondre en présence de l'arsenic et de l'antimoine. En chauffant à l'air l'un ou l'autre des alliages, il abandonne l'autre métal en laissant le platine presque pur et apte à être utilisé. La fusion avec l'arsenic est un procédé largement employé dans l'industrie. Mais comme les vapeurs arsenicales sont délétères, il faut de grands soins et une ventilation parfaite pour soustraire les ouvriers à leur influence.

Platine et cadmium. — Cet alliage s'obtient en fondant un excès de cadmium avec du platine et chassant le métal en excès à l'aide de la chaleur. Il renferme 46,02 de platine (1 équivalent) et 59,98 de cadmium (2 équivalents). Il est blanc, finement grenu et très infusible. Aucun usage commercial quant à présent.

Platine et étain. — 3 de platine et 16 d'étain donnent un alliage fragile qui cristallise et reste inaltéréré dans l'air humide. 12 d'étain et 1 de platine constituent un alliage légèrement malléable.

Platine et acier. — Une petite proportion de platine améliore les qualités de l'acier sous tous les rapports, excepté sous celui de l'oxydation, l'acier se rouillant alors plus facilement.

Platine et nickel. — A parties égales, on obtient un bel alliage malléable, de couleur jaune pâle, fondant au rouge vif; n'a pas encore été suffisamment étudié.

Platine et cuivre. — Le platine mou utilisé pour les besoins chimiques est fréquemment allié à une petite quantité de cuivre pour lui donner la dureté nécessaire aux usages dentaires. Cet alliage, communément employé en Angleterre par les dentistes, ne se vend pas en Amérique, où l'on ne se sert que du platine mou. La dureté et la rigidité particulières que lui donne le cuivre nuisent beaucoup à sa malléabilité, tout en permettant de donner aux plaques bien moins d'épaisseur.

Platine, cuivre et zinc. — En fondant, en présence du borax, 7 parties de platine avec 16 de cuivre et ajoutant ensuite 1 partie de zinc, on obtient d'après Gmelin un alliage de couleur d'or, très extensible, ne s'oxydant pas par le grillage et résistant à l'acide sulfurique bouillant.

Platine et mercure. — Le platine spongieux se combine avec le mercure quand on les triture ensemble dans un mortier chauffé. Cet amalgame n'a pas encore été suffisamment examiné au point de vue des usages dentaires. On peut le réduire en pâte et s'en servir pour recouvrir l'argent, etc., de platine, et en chassant le mercure à l'aide de la chaleur et martelant la surface poreuse du dépôt platinique.

Platine et argent. — Cet alliage connu des dentistes est extrêmement difficile à obtenir uniforme. Une couche plus riche en platine se dépose au fond du creuset, se répand en stries dans la masse quand on coule le lingot. Ces stries sont faciles à observer en plongeant l'alliage dans l'acide chlorhydrique, qui le noircit.

La meilleure manière de le fabriquer est de fondre l'argent avec un excès de platine dans un creuset d'argile réfractaire en atteignant un degré de chaleur juste au-dessous du point de ramollissement du creuset ; il faut agiter la masse à différentes reprises avec une baguette en terre de pipe et la couler rapidement dans une lingotière huilée. L'alliage présente-t-il des stries, on doit le refondre en plaçant le bouton resté dans le creuset au sommet du métal qui a déjà été coulé.

L'acide sulfurique chaud enlève l'argent de la surface de l'alliage en laissant le platine presque pur à découvert.

Platine et or. — Les dentistes ajoutent souvent le platine à l'or pour produire un alliage dur. La dureté et l'élasticité du composé connu sous le nom de *lemel,* que l'on obtient en fondant les débris des ateliers, dépendent surtout de la présence du platine. L'usage du platine dans l'or destiné à la construction des plaques et qui est si souvent conseillé par les Américains, est une erreur. Cet alliage n'a pas la permanence et la résistance aux acides qu'offre l'alliage ordinairement employé en Angleterre.

Le platine donne aux amalgames la propriété de durcir rapidement. La valeur de cette propriété, découverte par moi depuis plusieurs années, a été reconnue par presque tous les fabricants d'amalgames de l'univers. Le platine communique en outre aux amalgames la propriété de conserver leur forme après la prise, à la condition de l'ajouter en quantité suffisante ; mais alors il a l'inconvénient de tacher les mains en le malaxant, et la seule manière d'y remédier est d'ajouter une forte proportion d'or fin. Certains fabricants ont maintenant l'habitude de remplacer le platine par du cuivre, qui accélère aussi la solidification du composé, sans cependant l'empêcher de changer de forme après son durcissement, ce qui est un grave inconvénient. Il est généralement facile de constater cette différence d'action des deux métaux, en tassant l'amalgame dans un tube de verre d'environ 1 centimètre de diamètre, que l'on remplit avec un liquide coloré pour le sceller ensuite à la cire. On observera que les changements de forme se font de jour en jour et se prolongent souvent durant un mois. Ces essais comparatifs exigent beaucoup de soins, et il faut en outre que le mercure soit en assez faible quantité pour ne pas remonter à la surface, autrement les amalgames auraient une composition irrégulière et les épreuves seraient de nulle valeur.

Nous avons dit que les alliages contenant du platine tachent les mains ; c'est un inconvénient qu'on ne peut tolérer, bien qu'il tienne à la qualité même de ces composés, et il faut le corriger en ajoutant d'autres métaux.

Parmi les alliages modernes pour amalgames, tous ceux que j'ai examinés, sans exception, contiennent du platine ou du cuivre, quelquefois les deux. Ceux qui prennent rapidement et qui sont reconnus pour ne pas renfermer de platine, contiennent du cuivre, qui, comme je l'ai déjà dit, ne saurait assurer la permanence de forme que le platine seul peut donner, au moins dans l'état actuel de nos connaissances.

Platine et iridium. — Une petite proportion d'iridium augmente beaucoup la dureté du platine et en améliore les qualités à tous les points de vue, excepté pour les cas où la mollesse est nécessaire.

Le platine en feuille recouvert d'or cohésif a été employé et sert encore aujourd'hui pour faire des obturations. La dureté particulière du métal le rend difficile à introduire dans les cavités, sauf dans les plus simples, de façon à obtenir l'imperméabilité. Mais quand on peut réussir, on obtient des aurifications extrêmement bonnes, qui, une fois terminées, ont une surface presque blanche et préférable à celle de l'or seul.

PALLADIUM.

Poids atomique,   106,5.
Poids spécifique,   11,5.
Symbole,   Pd.
Point de fusion, environ 1600 c.
Chaleur spécifique, environ 0,059.

Le palladium se rencontre pur à l'état natif ; on l'extrait aussi de certains minerais par des procédés trop compliqués et trop difficiles pour offrir de l'intérêt aux dentistes. En enflammant le cyanure ou l'ammonio-protochlorure, on obtient le métal sous forme d'une légère masse spongieuse, mais trop dense pour servir à faire des amalgames.

Palladium précipité. On peut le préparer au moyen d'une dissolution de l'un quelconque de ses sels, ou bien on peut dissoudre le métal dans l'eau régale, dont on chasse l'excès en évaporant presque à siccité, et l'on dissout dans de l'eau le sel ainsi obtenu. Le métal peut être précipité de cette dissolution, sous une forme appropriée aux usages dentaires, à l'aide de fer ou de zinc métallique; le précipité produit est ensuite lavé avec de l'acide azotique faible et séché.

En variant la force de la solution, on peut préparer le palladium de telle sorte qu'il soit capable de former des amalgames à prise rapide ou lente, mais il faut se rappeler que le seul palladium précipité utile aux dentistes, est celui qui se solidifie très rapidement quand on le mêle avec du mercure. De là, la nécessité d'une grande hâte, quand on veut réussir des obturations avec ce composé. Il renferme généralement 70 à 80 pour cent de mercure.

Le palladium se combine avec l'antimoine, le bismuth, le zinc, l'étain, le fer et le plomb, en formant des alliages très fragiles.

Palladium et nickel. Alliages malléables prenant un brillan poli. Insuffisamment étudiés.

Palladium et argent. On a récemment introduit, sous le nom de *palladium,* un alliage très pauvre en ce métal. Il ne vaut rien, car il faut une proportion considérable de palladium pour protéger l'argent contre l'action de l'hydrogène sulfuré, et son prix, actuellement excessif, ne permet pas de l'employer pratiquement à ces usage. Si on pouvait l'obtenir à un prix raisonnable, le palladium pur serait le meilleur métal connu pour former les plaques des pièces de prothèse, en raison de sa haute chaleur spécifique, de sa légèreté et de sa dureté extrêmes (sans le secours d'aucun alliage), et de sa résistance absolue aux acides de la bouche.

Comme alliage, la présence du palladium en petites quantités est souvent un grave inconvénient. Ainsi une partie de ce métal sur 2,000 d'argent rend ce dernier absolument impropre à faire des amalgames. Or il existe presque toujours dans les échantillons d'argent; pour l'en séparer, on dissout l'échantillon dans l'acide azotique, on précipite l'argent à l'état de chlorure, et il reste dans la solution le palladium et l'or.

ÉTAIN.

Poids atomique,	118.
Point de fusion,	228° c.
Chaleur spécifique,	0,051.
Symbole,	Sn.
Poids spécifique,	7, 3.
Cristallin.	
Malléable.	

Résistance à l'écrasement en livres, par pouce carré	15,000.
Ténacité — — —	5,000.

Préparation. Le minerai est grillé, pour vaporiser le soufre et convertir les autres métaux en légers oxydes, qui se séparent facilement de la pierre d'étain plus lourde par lessivages ; cette dernière est alors fondue en présence du charbon pour la réduire.

L'étain le plus pur du commerce se trouve à l'état de grenailles que l'on reconnaît aisément à la forme, constituée par une masse de cristaux imparfaits.

Il contient presque toujours de l'arsenic et souvent aussi du cuivre. Pour les amalgames et pour d'autres usages spéciaux, il faut le purifier en oxydant de l'étain finement divisé avec un excès d'acide nitrique, lavant le bioxyde résultant avec de l'acide chlorhydrique et de l'eau et réduisant en présence du charbon dans un creuset chauffé au jaune clair voisin du blanc.

ALLIAGES D'ÉTAIN.

Etain 12 parties, antimoine 1 partie, alliage appelé potée d'étain. L'addition de bismuth à l'étain abaisse considérablement son point de fusion.

Avec étain 12, cuivre 2, antimoine 3, on obtient un bon alliage pour les moules, supérieur au zinc.

Avec étain 5, argent 4, on a l'amalgame de Townshend, alliage qui est d'un usage général. Cet amalgame ne conserve pas sa forme après durcissement ; les obturations se soulèvent toujours sur les bords après avoir été quelque temps dans la bouche.

Etain 10, argent 8, or 1. Composé que l'on trouve très fréquemment dans les dépôts. Il est un peu plus agréable à manier que le précédent, mais ne donne que des résultats incertains. Différents fabricants en varient légèrement les proportions ; mais tous se ressemblent au point de vue pratique.

Etain 10, argent 8, or 1, cuivre 1. Se vend depuis quelques années sur une large échelle, comme amalgame d'or aussi bien que de platine. Le cuivre en petite quantité, de 5 à 7 pour cent, peut jusqu'à un certain point remplacer le platine dans un amalgame, en donnant à l'alliage la propriété de se solidifier rapidement comme le fait le platine, tout en ne tachant pas les mains comme ce dernier, inconvénient auquel on ne peut remédier qu'en ajoutant de l'or en plus forte proportion.

Toutefois le cuivre est inférieur au platine, parce qu'il communique seulement à un très léger degré la permanence de forme que le platine donne aux alliages. En l'absence de ce dernier, une très petite proportion de cuivre améliore nettement tous les amalgames sans en affecter la couleur à un degré appréciable.

Les alliages contenant de l'étain et de l'argent sont toujours difficiles à obtenir uniformes, surtout si, comme c'est presque invariablement le cas, l'argent renferme une trace de palladium, et, pour être applicables aux usages dentaires, il faut les soumettre à des épreuves complètes et méthodiques. L'absence de palladium simplifie beaucoup la question, mais sans écarter absolument toute difficulté.

COMPOSÉS FUSIBLES.

Etain 5, plomb 3, bismuth 7, mercure 3, fond à 50° c.

— 5	— 3	— 3	—	94° c.
— 1	— 2	— 4	—	95° c.
— 4	— 4	— 1	—	160° c.
— 6	— 1		—	190° c.

Porte-empreintes. Lorsqu'on a besoin de porte-empreintes de formes spéciales et que le métal ne se trouve pas en feuilles dans le commerce, on peut les fabriquer avec de l'étain fondu et laminé à l'épaisseur voulue. Pour souder les joints, on a le choix entre la soudure ordinaire du ferblantier, ou un alliage d'étain 2 et de plomb 1. Les porte-empreintes d'étain pur ne s'altèrent pas dans leur coloration et sont bien préférables à ceux de potée ou en métal anglais.

Métal anglais. Etain 42, antimoine 3, cuivre 1, laiton 1.

Les sels d'étain solubles sont généralement vénéneux.

FER.

Poids spécifique	7,84.
Chaleur spécifique	0,011.
Point de fusion (pur)	1,600° c.
Poids atomique	55,9.

Résistance à l'écrasement en livres, par pouce carré   38,000.

Ténacité   —   —   —   60,000.

La préparation ne saurait se faire dans les laboratoires.

Le fer en barres pur se ramollit au rouge et se soude à la chaleur blanche. S'il contient du soufre, il est cassant à l'état chaud ; s'il contient du phosphore il devient fragile quand il est refroidi.

Les teintes successives de jaune, rouge, bleu et gris que prend la surface du fer ou de l'acier, résultent de la formation de dépôts très minces d'oxyde ferrosoferrique ($Fe\,O\,Fe\,O^3$) qui transmettent plus ou moins la lumière en produisant les teintes des anneaux colorés de Newton.

On peut préserver de la rouille le fer et l'acier, en le soumettant, en vase clos, à l'action de la vapeur à une haute température (procédé de Barff) ; il se dépose à la surface une couche cohérente d'oxyde magnétique. On parvient encore au but par une complète immersion dans une solution affaiblie de soude ou de tout autre alcali.

Fer pur. — Malléable ou fer forgé. Chacun connaît ses usages innombrables.

Les qualités du fer augmentent proportionnellement à la diminution du carbone, du soufre et du phosphore, qu'il contient, cependant, toujours en quantités variables.

Acier. On acière le fer en le chauffant pendant longtemps au contact du charbon en poudre. Le fer se combine avec 1 centième de carbone et se transforme en acier dit de cémentation. La température ne doit pas être assez élevée pour faire entrer le métal en fusion.

Acier indien ou Wootz. — Il contient une très petite proportion d'aluminium et peut être imité en fondant de l'acier avec de l'aluminium. Il se distingue par son extraordinaire dureté.

L'acier fond vers la température de 2530° c. A 215° c. il prend une couleur jaune paille, à 282° c., il devient pourpre. Par son exposition répétée à la chaleur rouge au contact de l'air, l'acier se convertit en fer, par suite de la combustion du carbone ; il est donc bon, lorsqu'on fabrique de petits instruments d'acier, de les chauffer à la température la plus basse et le moins souvent possible. On fond facilement de petites quantités d'acier dans le fourneau représenté fig. 41 ; mais il est difficile d'obtenir de bons moulages ; ils sont presque toujours poreux et rempli de bulles. L'acier se moule ordinairement à l'aide de la presse hydraulique ou de très lourds marteaux.

MOULAGE EN FER DE BERLIN.

La *fonte* contient plus de carbone que l'acier. Elle est plus fusible que l'acier, et il est extrêmement facile de la fondre dans notre fourneau. Rien de plus simple que d'obtenir de fins moulages en fer, qui remplaceraient avantageusement ceux qui se font en zinc. Les empreintes qui peuvent être reproduites avec les premiers sont d'une délicatesse extraordinaire et l'on y distingue des traits d'une ténuité presque microscopique. On a quelquefois exposé, à titre de curiosité, des moulages très fins qui se font à Berlin, d'après le procédé suivant : On réduit du sable à mouler en poudre impalpable et on le mêle avec de la paraffine ou de l'eau pour en badigeonner le modèle. Puis on recouvre celui-ci de sable à mouler ordinaire, qui absorbe l'excès d'humidité et adhère solidement à la première couche, en produisant une surface extrêmement fine sur le moule. On réussit à obtenir de la sorte des moulages d'objets compliqués, ne pesant que quelques grains. J'en ai eu plusieurs du poids de 10 à 25 centigrammes, dont la surface présentait des traits d'une merveilleuse délicatesse. Mais des objets de fonte aussi ténus sont très fragiles ; on peut les convertir en fer malléable par le moyen suivant :

Fer malléable. — On parvient à décarburer la fonte et à la rendre identique au fer forgé dans ses propriétés chimiques et mécaniques, en enfermant les moulages dans des vases clos et en remplissant les intervalles de craie, de cendres ou d'oxyde de fer, de manière à exclure l'air le mieux possible ; puis en soumettant le tout à la chaleur rouge pendant un nombre de jours variable suivant l'épaisseur de la fonte à décarburer.

Sulfure de fer (métal de Spence). — Voir antimoine.

ALLIAGES.

Le fer et le zinc forment un alliage cassant. C'est cet alliage qui rend le fer dit galvanisé fragile et sans valeur quand le bain de zinc, dans lequel on plonge le fer, est à une température trop élevée.

Le fer et l'étain forment un alliage malléable, qui ne détériore pas le fer *étamé* autant que le fer galvanisé.

Avec 79 parties de fonte, 19,5 d'étain, 1,5 de plomb, on obtient un composé excellent pour les moulages.

TREMPE DE L'ACIER.

Couleur jaune clair 221° c.
Pour les outils à travailler le bois, l'ivoire et la vulcanite.
Couleur jaune d'or 243° c.
Couleur jaune brun 260° c.
Pour les outils à travailler le fer.
Couleur bleuâtre 288° c.
Pour les ressorts et les scies.

Fabrication de petits instruments d'acier. — Il ne faut jamais les chauffer dans la flamme du chalumeau ordinaire, parce qu'il détruit la qualité de l'acier. On doit diriger le jet en bas sur un bloc de charbon et chauffer l'acier dans la partie qui rebondit du charbon et où se trouve un bain saturé d'acide carbonique. A défaut de charbon, on peut chauffer dans la partie blanche d'un bec de gaz : ne pas chauffer trop rapidement et travailler l'instrument à la température la plus basse possible, en le martelant jusqu'à ce qu'il soit presque froid. Puis le tremper en enfonçant la pointe dans une chandelle de suif.

On parvient à réduire en grande partie, mais non entièrement, la tendance de l'acier à s'écailler en durcissant, au moyen d'une couche légère de savon. Les instruments peuvent être durcis et trempés sans perdre leur poli en les enveloppant parfaitement dans du platine en feuilles minces. Les ressorts de chronomètre que l'on recouvre ainsi et que l'on enroule sur un mandrin de fer ou d'acier, se durcissent de la même manière sans perdre leur poli.

NICKEL.

Poids atomique.	58,6
Chaleur spécifique.	0,103
Fond à une chaleur blanc éblouis- sant.	1,600 c.
Symbole.	Ni.
Poids spécifique.	8,63

Préparation. — On mélange l'oxyde de nickel avec environ 5 0[0 de charbon finement pulvérisé et on l'expose à la chaleur blanche dans des vases parfaitement clos. On peut le réduire dans notre fourneau, dans un creuset couvert, en 25 minutes à peu près, la température requise étant juste au-dessous du point de ramollissement des creusets d'argile les plus réfractaires. Si l'oxyde de nickel est pur et en excès, le métal obtenu est malléable, avec un excès de chaleur, le nickel est dur et cassant, les deux variétés correspondant au fer forgé ou malléable et à la fonte. Si l'on fond le nickel avec une petite quantité de manganèse ou d'aluminium, il devient très malléable et ductile et se travaille aussi facilement que le fer dur forgé. Sous cette forme, il est probablement destiné à supplanter le fer forgé pour tous les instruments qu'il importe de préserver de la rouille. Son prix de revient s'est depuis quelque temps fort abaissé et permet de l'employer maintenant sur une large échelle.

Souvent, on réduit le nickel de ses minerais en combinaison avec le cuivre, formant un alliage qui sert à produire le composé appelé argent de nickel, argent d'Espagne, argent allemand et d'autres noms ridicules, mais qui est en réalité un laiton de nickel, c'est-à-dire de laiton blanchi par l'addition d'une faible proportion de nickel.

Le nickel s'emploie beaucoup en galvanoplastie, et ses propriétés remarquables pour cet usage sont bien connues. Le nickelage ne peut se faire économiquement sur une petite échelle ; mais, sans nous étendre sur le procédé, bornons-nous à dire qu'à l'aide de machine dynamo-électriques on arrive à déposer à peu de frais le métal d'un bain de chlorure double de nickel et d'ammoniaque. Il a été prouvé que ce dépôt ne préserve pas absolument le fer et l'acier de la rouille. Quand on recherche la perfection en ce genre, on commence par recouvrir l'acier ou le fer d'une couche de bronze sur laquelle s'applique ensuite le nickel. Le résultat est certain par cette méthode.

Les sels de nickel sont vénéneux et généralement d'une coloration très intense, de sorte que l'emploi de ce métal comme alliage pour les obturations, quoique favorable aux autres points de vue, est hors de question.

ALLIAGES.

Le nickel et le fer se combinent en toutes proportions, formant un alliage semblable par ses propriétés au fer et d'autant moins sujet à se rouiller qu'il contient plus de nickel. L'alliage du nickel et de l'acier s'oxyde, au contraire, plus facilement que l'acier seul.

L'argent allemand est un alliage de nickel, de cuivre et de zinc, dont les meilleures proportions sont 6 de nickel, 20 de cuivre et 8 de zinc.

MAGNÉSIUM.

Les dentistes n'utilisent actuellement ce métal que sous la forme de ruban ou de fil qui brûle avec une lumière blanche d'un grand éclat, de façon à permettre d'assortir les dents artificielles et de faire des opérations intra-buccales en l'absence d'un jour suffisant.

Les sels de magnésium ne sont pas vénéneux.

MERCURE.

Poids atomique.	200
Chaleur spécifique.	0,032
Symbole.	Hg
Poids spécifique.	13,56
Bout à.	350° c.

Préparation. — On distille les minerais de mercure en présence de chaux ou d'oxyde de fer pour enlever le soufre.

Pour l'avoir à l'état pur, on peut 1° distiller le sublimé corrosif mélangé de limailles de fer ; 2° distiller l'oxyde rouge et l'agiter ensuite avec de l'acide azotique dilué ; 3° soumettre à l'ébullition une dissolution de sublimé corrosif dans un vase de fer propre ; 4° chauffer pendant 3 ou 4 heures du mercure recouvert d'acide nitrique très affaibli ; ce dernier procédé suffit amplement au degré de pureté que réclament les usages dentaires.

ALLIAGES.

Mercure et sodium. — Ces deux métaux se combinent en toutes proportions, formant un alliage fluide ou pâteux, qui a la propriété de s'amalgamer avec beaucoup de métaux qui ne s'unissent pas volontiers avec le mercure seul ; par exemple : si l'on frotte de la fonte avec ce composé, elle s'amalgame parfaitement et peut se souder au chalumeau ou au cuivre ; l'union est solide et ne saurai se réaliser avec aucun autre procédé de soudure.

On obtient cet amalgame en mettant dans un tube à essai sec un globule de mercure environ 2 fois aussi gros qu'un pois, avec un fragment de sodium à peu près moitié moins volumineux (débarrassé soigneusement de l'huile de naphte à l'aide de papier buvard) et découpé en très petits morceaux. On doit commencer par chauffer légèrement le mercure, et l'on ajoute ensuite les fragements de sodium un à un. Les métaux se combinent en faisant une légère explosion et forment une masse pâteuse, qui doit se conserver dans un flacon soigneusement bouché.

Mercure et potassium. — Alliage semblable au précédent.

Mercure et bismuth. — Semblable, par beaucoup de ses propriétés, à l'amalgame de cuivre et de mercure connu sous le nom d'amalgame de Sullivan (voir l'article *cuivre*), mais qui n'a pas encore reçu d'applications pratiques pour l'obturation des dents.

Mercure et zinc. — Semblable au précédent, mais fragile.

Amalgames pour les obturations. — Voir les articles : *cuivre, étain, argent, platine* et *palladium.*

Mercure et nickel. — Alliage non permanent, le nickel s'oxyde lorsqu'il est exposé à l'air, laissant le mercure à l'état liquide.

Mercure dans les alliages et les amalgames. — Les praticiens ont l'habitude de mélanger aux alliages, faits avec le plus grand soin et la plus grande précision, des proportions de mercure variables avec les idées de chacun. Or tous ceux qui se sont occupés de la question savent qu'il suffit de changer la quantité de l'un des constituants d'un alliage pour modifier complètement le caractère d'un composé, et qu'il n'est pas plus permis d'altérer la proportion de mercure que celle de n'importe quel autre métal, quand on veut obtenir des résultats uniformes. Il est donc absolument nécessaire de peser les proportions de chacune des parties.

ALUMINIUM.

Poids atomique	27,5
Point de fusion	700° c
Symbole	Al
Poids spécifique	2,6

Se prépare en réduisant l'oxyde (alumine) par le potassium ou le sodium avec l'aide de la chaleur.

S'allie avec le fer, mais l'alliage est peu connu. Fondu avec du cuivre, il constitue le composé connu sous le nom de bronze d'aluminium ou or d'aluminium.

Il y a eu un temps où l'on croyait trouver dans ce métal une substance précieuse pour les dentiers artificiels. Mais il est difficile de comprendre comment on a pu espérer qu'un métal, se dissolvant si volontiers dans les alcalis et l'acide chlorhydrique, pourrait jamais résister à l'action des liquides buccaux; la moindre connaissance chimique aurait pu empêcher une semblable erreur, qui ne pouvait qu'être une cause de dépense pour le dentiste et d'ennuis pour le client.

Les sels d'aluminium ne sont pas vénéneux.

ANTIMOINE.

Poids atomique	122
Poids spécifique	6,7
Ténacité en livres, par pouce carré	1066
Symbole	Sb
Point de fusion	512° c.
Chaleur spécifique	0,050

Ce métal, d'après Holtzapffel, se dilate en se refroidissant.

Préparation. — On chauffe un mélange de 8 parties en poid de sulfure d'antimoine avec 6 parties de crème de tartre dans un creuset jusqu'au voisinage du rouge, et l'on ajoute une suffisante quantité de nitrate de potasse (2 à 3 parties), jusqu'à ce que la masse soit parfaitement fondue. Ou bien, on chauffe jusqu'au rouge vif 177 de sulfure d'antimoine avec 82 parties de limaille de fer dans un creuset hermétiquement fermé, et on le laisse refroidir sans remuer la masse.

Le fer absorbe la totalité du soufre au rouge sombre, mais le mélange exige la température du rouge vif pour fondre le sulfure de fer et l'antimoine métallique de façon à leur permettre de se séparer en couches dans le creuset.

L'antimoine pur fond au chalumeau sur le charbon en formant une perle brillante qui brûle complètement en dégageant des vapeurs inodores et se recouvre, en refroidissant, d'aiguilles blanches d'oxyde d'antimoine. L'antimoine impur exhale une odeur d'ail en fondant, se recouvre de laitier, a une surface terne et cesse de brûler quand on retire la flamme du chalumeau; l'oxyde qui se forme est jaune.

Une solution d'antimoine dans l'eau régale donne un précipité rouge jaunâtre avec le sulfhydrate d'amoniaque : le précipité est parfaitement soluble dans un excès du réactif. Un précipité noir indique la présence d'impuretés, plomb, fer ou cuivre.

MÉTAL DE SPENCE.

Sulfure d'antimoine. — Ce composé, comme la plupart des sulfures métalliques, peut se dissoudre avec l'aide de la chaleur dans un excès de soufre, en formant un corps connu sous le nom de métal de Spence, qui convient pour le moulage. Cependant ces composés sont trop fragiles pour les usages habituels des dentistes, tout en pouvant peut-être servir à faire des moules dans certains cas où le plâtre de Paris est trop mou.

Les *alliages de l'antimoine* avec le bismuth, le zinc, l'étain, le plomb, le cuivre, le nickel, l'argent, le mercure, l'or, le platine et le palladium, sont tous blancs et fragiles quand l'antimoine est en excès.

On a essayé comme alliage pour amalgames le composé formé d'antimoine 4 parties, d'étain 5, et d'argent 4; mais il n'a pas de propriétés essentiellement différentes des autres amalgames ordinaires où l'antimoine est absent.

Métal pour la fabrication des moules. — Cuivre deux, antimoine 3, étain 12; il faut ajouter l'antimoine après la fusion et le mélange parfait des autres métaux. Ce composé donne des moules beaucoup plus durs que le zinc et supérieurs à beaucoup d'égards.

Les sels d'antimoine sont vénéneux.

CUIVRE.

Poids atomique	63
Chaleur spécifique	0,095
Symbole	Cu
Poids spécifique	8,72
Fond à	1173° c.

Se trouve à l'état natif ou s'obtient par la réduction de l'oxyde fondu avec du charbon; se soude à la chaleur rouge.

Exposé à l'air pendant la fusion, il absorbe de l'oxygène qui se dégage par le refroidissement et rend la masse poreuse. En le fondant sous une couche de charbon ou de sel marin, on évite cet inconvénient et l'on obtient des moulages compacts.

Sulfure de cuivre. — Voir Antimoine.

ALLIAGES.

Amalgame de Sullivan. — Pour le préparer, on précipite du cuivre d'une solution faible de sulfate de cuivre au moyen de bâtonnets de zinc pur. On lave le précipité avec de l'acide sulfurique concentré (l'addition d'une petite quantité de nitrate de mercure aide grandement), et l'on ajoute du mercure dans la proportion de 3 de cuivre pour 6 ou 7 de mercure. Cet alliage a la propriété de se ramollir par la chaleur pour reprendre son durcissement au bout de quelques heures. C'est une substance d'obturation absolument permanente, parce que les sels de cuivre pénètrent la dent et la conservent parfaitement. Si l'on enlève le plombage au bout d'un certain temps, la carié n'en est pas moins entravée à jamais, grâce à l'action protectrice des sels de cuivre absorbés. La coloration noir bleu intense des dents ainsi obturées est la seule objection à l'usage de ce composé, qui est très délétère en solution, mais il s'en dissout trop peu dans la bouche pour qu'on ait à redouter le moindre effet fâcheux.

L'alliage de :

1	de cuivre et de	2	de bismuth se dilate considérablement par le refroidissement.		
7	—	3	de zinc, constitue le laiton ordinaire.		
26	—	34	—	—	l'alliage le plus dur.
91	—	9	—	—	— le plus malléable.
33	—	67	—	—	— le plus tenace.
31 1/2	—	68 1/2	—	—	— un alliage blanc.

L'alliage de :

6 de laiton,	5	d'argent, 2 de zinc, constitue la soudure d'argent ordinaire.	
13 de cuivre,	12	d'argent pur, constitue la soudure d'argent fine.	
19	—	1	d'étain, bronze malléable, fond à 1,300° c.
9	—	1	— métal des canons — à 1,160° c.
4	—	1	— métal des cloches — à 1,050° c.

2	—	1	— 1—10 arsenic, métal des miroirs de télescope.
10	—	4	de nickel, blanc comme l'argent.
2	—	1	de zinc, nickel Silver.
10	—	1	d'arsenic, son aspect rappelle tellement l'argent qu'il sert aux contrefaçons.
3	—	1 à 1 1/2	de plomb, métal employé pour les objets de laiton très ordinaires.
6	—	4	de zinc, se lamine et se travaille au rouge.
1	—	1	— soudure de zinc pour braser.

Le laiton ordinaire durcit sensiblement par une très légère addition d'étain.

Les sels de cuivre sont vénéneux.

PLOMB.

Poids spécifique	11,39
Point de fusion	334° c
Chaleur spécifique	0,030
Symbole	P b
Poids atomique	206,4
Bout à	1040° c

Résistance à l'écrasement en livres, par pouce carré. . 7000

Ténacité 1824

Préparation. — On fond le carbonate natif ou la litharge en contact avec du charbon. Si le minerai renferme du soufre, il faut le griller avant de le soumettre à la fusion. Le plomb natif contient presque toujours de l'or et de l'argent, et une portion considérable de l'argent du commerce dérive de cette source.

Sulfure de plomb, métal de Spence. — Voir Antimoine.

ALLIAGES.

Le *plomb* et *l'étain* s'unissent en toutes proportions, formant la soudure molle. L'alliage est plus dur, plus tenace et plus fusible que l'un ou l'autre de ces métaux seuls.

5 de plomb, 8 de bismuth, 3 d'étain forment un alliage qui fond au-dessous du point d'ébullition de l'eau.

Les sels de plomb sont vénéneux.

On s'est souvent servi du plomb métallique en feuilles pour les obturations ; c'est ce qu'indique le mot français *plombage*. J'ai vu de ces plombages qui sont restés parfaits dans la bouche pendant un grand nombre d'années.

BISMUTH

Poids atomique	210
Chaleur spécifique	0,029
Symbole	Bi
Poids spécifique	9,654
Point de fusion	260° c
Cristallin	
Non malléable	

Préparation. — Se trouve à l'état natif, aussi son extraction ne présente-t-elle aucune difficulté ; il suffit d'une douce chaleur pour le fondre et le séparer de la gangue.

Purification. — Dissoudre le métal dans de l'acide nitrique, décanter la solution claire et précipiter par l'addition d'eau. Le mono-nitrate de bismuth ainsi précipité· est mêlé avec du charbon et fondu dans un creuset pour le réduire à la forme métallique. Si l'on brise la masse après son refroidissement, on voit qu'elle se compose de brillants cristaux d'un blanc rougeâtre, qui n'ont que peu ou point de tendance à se ternir par une longue exposition à l'air.

Le bismuth fondu se dilate en se solidifiant et communique cette propriété aux alliages qui le contiennent. Il abaisse encore considérablement le point de fusion de tout métal ou alliage quelconque.

ALLIAGES.

L'addition de bismuth aux amalgames les rend excessivement tenaces et adhésifs et nécessite, en même temps, une augmentation dans la proportion de mercure requise.

Des amalgames contenant une trace de bismuth adhèrent parfaitement à une surface plate et sèche et peuvent être employés comme ciment métallique pour former des joints dans des appareils qu doivent supporter de fortes pressions, et ont besoin d'être absolumen imperméables à l'air. Voici une bonne formule pour un alliage de ce genre : 1 de bismuth, 15 d'étain, 15 d'argent ; on fond le mélange pour le réduire ensuite en limailles, et l'on mêle 1 partie de celles-ci à 4 de mercure. Cet alliage est tellement visqueux qu'il est impossible de s'en servir pour les obturations.

Un alliage composé de 3 parties de bismuth, d'or fin et de platine, avec 15 d'argent fin et 10 d'étain, ressemble beaucoup au palladium précipité et a pu être substitué à ce métal coûteux. Une particularité curieuse de cet alliage, c'est qu'il lui suffit de contenir la moindre trace de palladium pour le rendre presque sans valeur ; et, comme l'argent fin ordinaire se trouve rarement, s'il s'en rencontre jamais, libre de palladium, on ne doit employer que l'argent réduit directement du chlorure. Le composé suivant : 8 de bismuth, 5 de plomb et 4 d'étain, est l'alliage fusible dont on se sert sur le continent pour obtenir les beaux spécimens des médailles françaises au moyen de clichés.

1 partie de bismuth et 2 d'étain donnent le meilleur alliage pour le travail au tour. Les sels de bismuth ne sont pas vénéneux.

ZINC

Poids atomique	65
Chaleur spécifique	0,092
Point de fusion	411° c
Poids spécifique, zinc fondu	6,9
— zinc laminé	7,2
Malléable et ductile, surtout à l'état chaud	
Bout à	1040° c
Symbole Zn	
Ténacité en livres, par pouce carré.	8000

Préparation. — On mélange de l'oxyde de zinc, ou du carbonate, ou du silicate natif préalablement grillé, avec 1/8 de son poids de charbon pulvérisé, et l'on chauffe au blanc dans des cornues de faïence ou de fer. Le zinc se réduit et se volatilise pour se condenser ensuite dans les parties plus froides de l'appareil.

Purification. — Après un usage répété comme moules, le zinc devient épais et perd ses propriétés. On peut le purifier parfaitement à l'aile des procédés suivants, dont le premier se recommande comme le meilleur et le plus simple :

1° Chauffez le zinc au rouge sombre dans une cuiller et versez sur lui une petite quantité d'acide chlorhydrique concentré, en agitant vivement la masse fondue; les gaz dégagés s'enflamment à la surface, et il se sépare une crasse épaisse qui flotte sur le métal. Il suffit de verser environ une cuillerée à bouche d'acide, deux ou trois fois, à quelques secondes d'intervalle, pour nettoyer complètement de 3 à 4 kilogrammes de zinc. Ce procédé n'enlève pas le fer.

2° En agitant vivement du soufre, melangé de graisse, vers le fond du zinc fondu, on convertit les métaux étrangers en sulfures.

Ni l'un ni l'autre de ces procédés n'enlèvent le plomb. Mais celui-ci, étant plus lourd, tombe au fond du creuset pendant la fusion du mélange, et il est alors facile de le séparer à l'aide du ciseau et du marteau.

Sulfure de zinc. — Voir Antimoine.

Oxyde de zinc. — Cet oxyde s'emploie sur une large échelle pour composer des substances obturatrices. On le prépare de plusieurs manières :

1° On recueille la partie la plus lourde de l'oxyde sublimé qui résulte de la combustion du zinc métallique.

2° On comprime de l'oxyde de zinc pur dans des creusets de porcelaine et on le chauffe au blanc intense pendant un temps dépendant du volume du creuset. La masse semi-vitreuse obtenue est broyée au pilon et passée au tamis.

3° On tasse l'oxyde dans de fortes chambres d'acier et on le soumet à l'action de la presse hydraulique pour le comprimer à une pression d'au moins 90 à 100 tonnes par pouce carré. On obtient de la sorte un bloc ayant la dureté du marbre que l'on pulvérise pour le tamiser ensuite.

4° On dissout du zinc métallique pur dans de l'acide azotique pur, et l'on fait évaporer la solution dans des vases de porcelaine, jusqu'à ce qu'elle se solidifie par le refroidissement, puis on chauffe la masse au rouge dans des creusets de porcelaine. En chauffant graduellement, on arrive à obtenir ainsi l'oxyde en gros cristaux presque aussi durs que le corindon.

L'oxyde préparé par les procédés 1 et 4 est assez dur pour rayer le verre, et on les distingue facilement au microscrope des autres variétés.

On obtient encore de l'oxyde de zinc d'une densité extrême en réduisant des composés de zinc lourds (tels que le silicate et le carbonate), avec ou sans l'assistance d'autres substances et à l'aide de la chaleur. Mais nous croyons que les procédés ci-dessus décrits sont préférables.

Nous jugeons à propos d'indiquer ici la composition d'une substance qui ne contient cependant pas de zinc ; nous voulons parler d'un mélange de sulfate de chaux et d'oxyde de fer, répondant à ce que l'on connaît sous le nom de ciment romain ; on s'en est servi pour les obturations, mais sa couleur est un défaut grave et elle n'est guère durable dans la bouche.

ALLIAGES.

Le *zinc* et l'*antimoine* forment un alliage gris d'acier, dur et fragile. Ses propriétés sont peu connues.

Le *zinc* et le *bismuth* ne se combinent pas facilement et se séparent par la fusion.

Le *zinc* et le *plomb* id.

Le *zinc* et l'*étain* forment un alliage qui est supérieur au zinc seul pour la fabrication des moules. L'empreinte du moule de sable est bien plus fixe, le retrait en refroidissant est très réduit et plus égal. La meilleure proportion que nous puissions conseiller est 2 de zinc pour 1 d'étain.

En raison de la basse température à laquelle fond cet alliage, il faut avoir soin que le moule soit parfaitement refroidi avant de verser le plomb pour le contre-moule, et le plomb doit être chauffé juste au point nécessaire pour qu'il coule, sans qu'il puisse carboniser le papier.

CADMIUM

Poids atomique	111,6
Point de fusion	320°c
Chaleur spécifique	0,038
Symbole	Cd
Poids spécifique	8,6
Cristallin	
Malléable	

Préparation. — On l'obtient en faisant dissoudre le sulfure naturel dans de l'oxyde chlorhydrique concentré et chassant l'excès d'acide par évaporation. On précipite ensuite le cadmium par du carbonate d'ammoniaque, qu'on ajoute en léger excès pour redissoudre le cuivre ou le zinc qui pourrait exister. Puis, on lave le précipité, on le mélange avec du noir de fumée en complète ignition et on chauffe le tout au rouge dans des cornues de verre ou de porcelaine; le métal distille.

Il ressemble beaucoup à l'étain par la couleur et l'éclat, mais il est plus dur et plus tenace. C'est un métal très ductible, malléable et presque aussi volatil que le mercure, se condensant comme lui en globules d'un éclat métallique; sa vapeur n'a pas d'odeur. Quand on le chauffe à l'air libre, il se convertit lentement en oxyde. Le sulfure de cadmium est de couleur orange jaunâtre et est insoluble dans les alcalis.

L'emploi du cadmium a été si souvent condamné pour tous les usages dentaires que nous n'en aurions pas parlé si ce métal n'avait été récemment introduit dans les amalgames, auxquels il communique la propriété de la malléabilité.

Les Amalgames malléables, qui doivent leurs propriétés particulères à la seule présence du cadmium, ne sauraient être trop fortement condamnés, et ceux qui les fabriquent comme ceux qui les vendent, nuisent à la réputation des malheureux dentistes qui se laissent entraîner à employer des composés que les fabricants, à moins d'être d'une ignorance grossière, savent dénués de toute valeur.

On peut découvrir la présence du cadmium dans un alliage en ce qu'il forme une pellicule jaune ou rouge brunâtre sur le charbon, lorsqu'on le chauffe au chalumeau.

Les *alliages* n'ont aucune valeur pratique pour les dentistes. Le cadmium a été proposé pour la première fois, comme substance d'obturation, par le docteur Evans, de Paris, en 1848, sous la forme d'alliage d'étain et de cadmium.

TUNGSTÈNE

Ce métal, qui offre quelque ressemblance avec l'acier, n'a aucune importance pour le dentiste. Les tungstates, surtout celui à base de soude, exercent une action tannante et durcissante extrêmement énergique sur les tissus animaux et pourraient sans doute rendre certains services dans le traitement de la pulpe dentaire. Le cuir, traité avec le tungstate de soude, surtout avant qu'il ait été tanné par le procédé ordinaire, devient aussi dur que du bois.

IMPR. PAUL BOUSREZ, 5, R. DE LUCÉ, TOURS.

9 782019 256517